DU

# FONCTIONNEMENT

DES

## MÉDECINS MILITAIRES

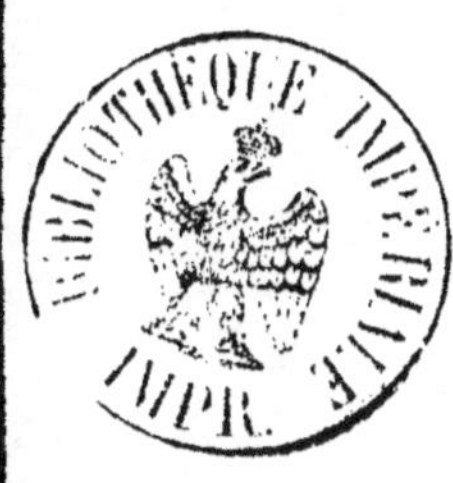

LE PRÉSENT ET L'AVENIR

PARIS,

IMPRIMÉ PAR A. HENRY NOBLET,

RUE DU BAC, 30.

1860

# DU FONCTIONNEMENT

DES

# MÉDECINS MILITAIRES

---

## LE PRÉSENT ET L'AVENIR.

Les médecins militaires doivent à la munificence de S. M. l'empereur Napoléon III leur décret du 23 avril 1859, par lequel la solde et l'avancement ont été établis sur de plus larges bases. Un décret impérial du 18 juin 1860 leur accorde l'assimilation correspondante aux grades de la hiérarchie militaire. Leurs devoirs et leurs prérogatives seront tracés par une commission spéciale qui s'occupe en ce moment de la préparation d'un projet de décret, dont un titre a pour but la solution de toutes les questions de rang, de préséance, d'honneurs militaires, etc., etc.

Mais le fonctionnement reste le même.

Nous nous proposons précisément de démontrer qu'au point de vue médical ce fonctionnement est vicieux, et que la satisfaction si libéralement donnée aux médecins ne doit être, dans l'intérêt du soldat malade, qu'un acheminement à un autre réglementation du service sanitaire.

Ce qui a paralysé jusqu'ici toutes les tentatives de réorganisation, c'est la routine. On n'a cessé de tourner dans le même cercle d'idées. On s'est épuisé à prolonger l'agonie d'un mécanisme qui se meurt. On a constitué à grands frais un personnel médical savant et nombreux pour l'annihiler, tandis qu'il fallait rechercher un fonctionnement nouveau en rapport avec les progrès de l'art, le développement scientifique individuel et les exigences d'humanité de notre époque.

Est-ce donc un problème insoluble de trouver une organisation de la médecine militaire, qui satisfasse au plus haut degré, pendant la paix comme pendant la guerre, à tous les besoins de l'armée, et qui sauvegarde les intérêts, l'ambition légitime et l'amour-propre du médecin ?

Nous ne le pensons pas.

Le soldat représente une force et le médecin une valeur. Toute la difficulté consiste à augmenter le plus possible cette valeur pour en tirer le plus grand profit à l'entier bénéfice de la force; car, dans cette question, l'armée c'est l'objectif, et le corps médical le subjectif.

Il suit de là que l'on devait se préoccuper avant tout de placer le médecin militaire dans des conditions qui lui permissent de donner un libre essor à ses facultés, et de produire en science, en pratique et en dévouement, tout ce dont il est capable.

C'est ce que l'on n'a pas fait; il est facile de le démontrer :

Il suffit de prouver que sur les 1,147 docteurs qui composent le cadre du corps médical militaire, 260 tout au plus sont reconnus aptes à exercer la médecine dans l'armée.

Ces 1,147 docteurs de tous grades se décomposent approximativement ainsi :

625 sont attachés aux corps de troupes;
522 aux hôpitaux.

Les fonctions des médecins de régiment ne sont nullement en rapport avec l'instruction qu'ils possèdent, ni avec ce qu'ils coûtent à l'État.

Elles consistent d'une manière sommaire (ordonnance du 2 novembre 1833.) :

1° (Art. 56.) A faire tous les matins la visite au quartier, à exempter les indisposés, mais à envoyer les malades à l'hôpital; à observer ce qui intéresse la salubrité des chambres; à passer fréquemment dans les cuisines pour y examiner la qualité des aliments et la propreté des ustensiles, etc., etc., sous la condition d'en rendre compte au lieutenant-colonel, ou, en son absence, au chef de bataillon de semaine; à proposer les mesures d'hygiène qu'ils croiraient utiles, etc., etc.;

2° (Art. 57.) A traiter à l'infirmerie les affections légères et les maladies cutanées simples;

3° (Art. 61.) A faire tous les mois une visite individuelle des caporaux et soldats pour reconnaître les maladies vénériennes et cutanées; à constater, sous leur responsabilité, l'aptitude des hommes qui se présentent pour servir au régiment; à visiter les recrues, etc.;

4° (Art. 62.) A assister aux manœuvres, aux tirs à la cible, aux exercices à feu, aux marches militaires, etc.;

5° (Ordonnance du 14 novembre 1842.) A surveiller la convalescence des hommes sortis de l'hôpital;

6° (Note du 30 juin 1848.) A pratiquer les vaccinations et les revaccinations;

7° A tenir une comptabilité très-compliquée; à faire de la statistique médicale et des rapports, etc.

Nous ne voulons pas déprécier ces fonctions qui ont bien leur importance, mais il découle de cet exposé que les docteurs des régiments ne sont point en réalité les médecins de leurs propres soldats, puisque, dès qu'un homme est malade, il doit aller à l'hôpital se faire traiter par d'autres médecins.

La note ministérielle du 30 novembre 1839 donne la nomenclature des affections qu'il est permis d'admettre à l'infirmerie, et défend expressément d'y soigner aucune maladie, même légère, avec fièvre. Tous les ans, il est recommandé à MM. les inspecteurs généraux d'armes et à MM. les inspecteurs médicaux de s'assurer qu'il n'est pas dérogé à cette prescription, et cependant cette nomenclature est l'humiliation du médecin des corps de troupe; c'est son brevet d'incapacité délivré par le conseil de santé lui-même au nom du ministre de la guerre, et cela avec les meilleures intentions du monde, mais par la force des choses, puisque les infirmeries régimentaires ne sont pas organisées de manière à pouvoir y traiter des maladies fébriles.

On peut, il est vrai, répliquer que cette réglementation n'atteint pas le médecin qui peut être très-instruit et très-expérimenté; que la fonction seule est condamnée à l'impuissance. Cette distinction n'est pas admissible, car l'homme n'a généralement de valeur que par les services qu'il rend ou qu'il a déjà rendus.

Faut-il donc avoir subi, au début de sa carrière, des épreuves sérieuses, être docteur et vieillir dans l'étude, pour se voir dénier, de par le règlement, le droit de traiter, quand ils sont malades, les soldats dont la santé vous est confiée par ce même règlement?

Les 522 docteurs attachés aux hôpitaux se subdivisent en :

260 chirurgiens ou médecins traitants,
et 262 aides de clinique.

Le service de ces derniers consiste à surveiller l'exécution des prescriptions, à faire les pansements et la petite chirurgie, à tenir même un cahier de visite, à recueillir des observations, etc., comme les internes dans les hospices civils. Ils ont cependant fait leurs preuves devant les facultés de médecine; ils ont subi le contrôle sévère du Val-de-Grâce et rendu pour la plupart des services de guerre. Ce ne sont plus des jeunes gens, mais des hommes faits, et beaucoup d'entre eux atteindront l'âge de 40 ans dans cette position qui, chose incroyable, est considérée par le réglement comme une faveur accordée aux plus méritants. Sans doute, après un stage prolongé dans les corps de troupe, les aides-majors reviennent avec plaisir aux hôpitaux pour étudier, pour voir des malades, rattraper le temps perdu et la science plus ou moins oubliée; mais ils se sentent profondément humiliés d'y rentrer comme élèves, alors qu'ils ont la conscience de leur valeur. Ils savent qu'en dépassant le seuil de l'hôpital militaire, ils perdent tous les droits inscrits sur leur diplôme de docteur.

En résumé, 625 médecins de régiment
et 262 aides de clinique

donnent un total de 887 docteurs pouvant librement exercer leur art dans toute la France, mais qui, dans l'armée, sont réduits à un rôle inférieur. Ainsi, le gouvernement dépense tous les ans près de trois millions pour entretenir 887 docteurs auxquels il défend de faire de la médecine.

S'ils sont capables, pourquoi ne pas les utiliser selon leur capacité ?

Reste donc, pour une armée de 600,000 hommes, 260 médecins ou chirurgiens traitants.

L'administration a admis un nombre habituel de 26,000 malades dans les hôpitaux, et calculé sur une moyenne de cent pour chaque médecin, par conséquent d'une à deux minutes par malade pour l'examen et la prescription. D'abord, cette moyenne de 100 malades est presque trop forte et souvent elle est dépassée. Ensuite, en temps de guerre ou à la moindre épidémie, elle est doublée, triplée, etc. Alors il devient matériellement impossible au médecin, quelle que soit la rapidité de son coup d'œil et sa puissance d'attention, de faire ainsi à toute vapeur une visite sérieuse.

Dans la pratique civile, le malade appelle ordinairement le docteur qu'il connaît, celui de la famille. Puis, s'il vient des craintes sur l'issue de la maladie ou des doutes sur le traitement employé, on a recours à un médecin plus habile, ou tout au moins plus en réputation.

Rien de cela dans l'armée :

Les soldats ne peuvent ni choisir leurs médecins, ni demander une consultation, et, par une étrange aberration réglementaire, on leur ôte encore la faculté de s'adresser à ceux de leur régiment. Ils sont forcés d'aller à l'hôpital, de s'y laisser traiter par un praticien peut-être de grand renom dans la science, mais qui, par sa position même, leur est généralement inconnu.

Les médecins de troupe savent par cœur toutes les individualités de leur régiment. Ils connaissent les constitutions faibles, les tempéraments lymphatiques, scrofuleux ou contaminés par la syphilis ; les infirmités graves ou légères de chacun, les maladies antérieures, les imminences morbides, etc., etc. Ils connaissent aussi tous les mauvais sujets, les ivrognes, les simulateurs, etc., etc. Depuis le conscrit qui arrive jusqu'au vieux soldat qui prend sa retraite, tous passent sous leurs yeux. Ils ont des rapports journaliers avec leurs hommes, à la caserne, aux manœuvres, à la visite du matin, aux revues de santé, etc., etc., et sont par cela même les seuls virtuellement appelés à les soigner quand ils sont malades ; tandis que le médecin d'hôpital, vivant en quelque sorte en dehors du soldat, ignore forcément tous les antécédents de son malade. Il ne peut se renseigner que par des interrogations dont les réponses sont souvent erronées ou mensongères. Cet inconvénient nous paraît des plus sérieux au point de vue médical et disciplinaire, et ne saurait être qu'atténué par les notes portées au billet d'entrée, fussent-elles aussi complètes que possible.

D'un autre côté, le médecin traitant, tel qu'il fonctionne aujourd'hui, devient pour son malade un juge sans appel. Si le soldat n'a pas confiance, s'il croit sa maladie méconnue ou le traitement contraire, à qui s'adressera-t-il pour se rassurer ? Position terrible qui lui est faite, surtout s'il a la conviction, imaginaire, il est vrai, la plupart du temps, qu'il pourrait guéri par une autre médication.

Mais, dira-t-on, les médecins des hôpitaux offrent toutes les garanties d'instruction désirables. Ils ont été choisis entre mille. Sans nier l'efficacité des concours dont le succès est quelquefois pur effet de mémoire, n'est-on pas en droit de répliquer que l'art de guérir est aussi affaire d'expérience ; que le tact médical est un don du ciel, et que le médecin le plus savant est sujet à erreurs, à préjugés, à systèmes ; que le soldat, livré au libre arbitre d'un médecin quel qu'il soit, n'est précisément pas entouré de toutes les garanties qui lui sont dues par l'État.

Au-dessus du médecin-traitant, il faut de toute nécessité un médecin-consultant.

Le médecin d'hôpital fait ce qu'il peut, ce que lui dicte sa conscience, mais il n'est pas tenu à l'impossible. Du reste, le temps lui manque ; les distributions ont leur exigence à heure fixe. Il n'a qu'une à deux minutes à accorder à chaque malade, et souvent beaucoup moins. Si dévoué qu'il soit, soumis à une grande contension d'esprit, à une attention soutenue, comment pourra-t-il donner à l'un une bonne parole, une marque d'intérêt, d'affection ; à l'autre un sourire bienveillant, sympathique, causer avec tous, relever le moral abattu, etc., etc. ? toutes choses qui font tant de bien, rendent le courage, font oublier la souffrance et exercent certainement une grande influence sur la guérison des maladies.

Ces quelques considérations sur la pratique médicale du service hospitalier démontrent qu'il est nécessaire d'y apporter des modifications radicales.

Il existe trois positions régulières pour le soldat malade :

La chambre;

L'infirmerie;

L'hôpital.

Nous ne proposons pas de donner plus de développement aux infirmeries régimentaires, ni de rien changer à ce qui existe, que nous trouvons cependant susceptible de grandes améliorations; mais nous voulons que les médecins des régiments aillent soigner leurs hommes à l'hôpital, sous la surveillance d'un médecin d'une hiérarchie plus élevée, pour y continuer le traitement commencé à la chambre ou à l'infirmerie.

Nous divisons le corps médical en deux grandes classes :

1° Les médecins traitants, presque tous attachés aux corps de troupes ;

2° Les médecins consultants, qui seront en chef dans les hôpitaux;

Les médecins traitants iront le matin à l'hôpital soigner les malades de leur régiment. Il sera affecté à chacun d'eux cinquante lits au plus ; ils tiendront eux-mêmes leur cahier de visite, y inscriront les prescriptions et leurs observations, distribueront les médicaments, feront les pansements et la petite chirurgie, et veilleront à ce que tout ce qu'ils auront jugé utile d'ordonner soit exécuté.

Le médecin en chef ne fera pas de visite; il réglera, dirigera, surveillera le service. Il sera le médecin consultant, répondant à l'appel du malade qui voudrait avoir son avis, venant au secours de ses subordonnés embarrassés ou inquiets.

Il sera l'inspecteur permanent des médecins traitants. Il donnera des conseils, rectifiera un diagnostic, indiquera un meilleur mode de traitement, tout en laissant à chacun entière liberté d'action, indépendance et responsabilité.

Après la visite, tous les médecins traitants se réuniront sous la présidence du médecin en chef, pour rendre compte de leur service. Il s'élèvera des discussions des plus intéressantes. Ce seront des conférences cliniques instructives pour tous, et surtout très-profitables aux malades. Ainsi se formeront vite et forcément un grand nombre de praticiens consommés. A la science du livre ils joindront la science du malade, et cet instinct, cette divination, fruits de l'expérience et de la pratique de tous les jours, qui, autant que la théorie, font les bons médecins.

Avec ce système, le soldat pourra, comme le malade civil, réclamer une consultation, faire approuver ou modifier son traitement. Entouré de ses camarades, il ne sera plus confondu, isolé au milieu de malades inconnus et indifférents. Il ne sera plus ce froid numéro qui efface jusqu'à son nom, pour ne laisser subsister que l'individualité de la maladie. Le malade et le médecin ne seront plus deux étrangers, mais de vieilles connaissances, deux amis, deux membres de la même famille. Il y a là une influence si grande, que nous avons vu en Crimée, dans nos ambulances, des blessés ne pouvoir contenir leur joie en retrouvant parmi nous un docteur qu'ils avaient connu dans leur régiment, et demander instamment d'être opéré par lui.

D'un autre côté, le médecin trouverait dans la pratique de son art la satisfaction de son amour-propre et de sa dignité. Il ne passerait pas, comme aujourd'hui, la plus grande partie de sa carrière à faire un service d'élève ou à donner des exemptions et des billets d'hôpital, ce qui n'exige pas de fortes capacités.

Il deviendrait aussi plus stable et pourrait s'attacher à son régiment. En remplissant ses devoirs avec zèle et talent, il serait nécessairement entouré d'estime et d'affection, et surtout de cette considération, qui est la plus noble récompense que l'on puisse ambitionner.

Ce mode de faire ne troublerait pas les réglements établis. Il suffirait d'y apporter quelques légères modifications : par exemple, dans les régiments, de passer la visite à midi, et, dans les hôpitaux, de grouper ensemble les hommes du même corps.

En Crimée, le service n'a été possible qu'en abandonnant les errements anciens. Tous les aides-majors sont devenus médecins traitants. On s'est partagé les malades, sans distinction de grade. Chacun de son mieux a pourvu à leur entier traitement et tenu le cahier de visite. Non-seulement l'administration n'a fait aucune objection, mais elle y a trouvé une plus grande facilité pour le service des tentes et des baraques. De plus, si les ambulances eussent été divisées par sections, une pour chaque corps, il en fut résulté moins de confusion; tandis que les malades des divisions étant placés pêle-mêle, on avait quelquefois de la peine à constater l'identité de ceux qui succombaient.

Pour asseoir le service sur les bases précédentes, il faudrait remanier le personnel de santé de la manière suivante :

| | |
|---|---|
| Médecins divisionnaires........ | 25 |
| — consultants........... | 100 |
| — traitants............ | 1,125 |
| Total..... | 1,250 |

Soit, pour la nécessité de la hiérarchie ou d'un avancement légitime :

| | | |
|---|---|---|
| Médecins généraux | ............ | 25 |
| — inspecteurs | ........... | 50 |
| — sous-inspecteurs | ....... | 50 |
| — majors | .............. | 250 |
| — en premier | ............ | 300 |
| — en second | ............ | 275 |
| Médecins-adjoints en premier | ... | 200 |
| — — en second | .... | 100 |
| Total | ...... | 1,250 |

Il est évident, d'après ce cadre, que les ressources sanitaires de l'armée seraient augmentées dans d'immenses proportions. — 1,125 médecins pourraient traiter 56,250 malades, au lieu de 26,000, normale actuelle. Ce chiffre, lui-même très-élastique, pourrait être aisément doublé. On n'aurait qu'à porter de 50 à 100 le nombre des malades affectés à chaque médecin, ce qui donnerait un total de 112,500. Cette proportion générale qu'on ne saurait atteindre, même dans les plus grands désastres, démontre qu'il n'est pas de circonstance particulière si exceptionnelle dans laquelle ce nouveau personnel puisse se trouver insuffisant.

Nous plaçons :

5 médecins traitants dans les régiments d'infanterie, d'artillerie, etc.;

3 dans les régiments de cavalerie, dans les bataillons formant corps, etc.;

Et 125 dans les hôpitaux pour les isolés.

Ce qui donne environ :

| | | |
|---|---|---|
| Médecins traitants dans les corps de troupes | ...... | 1,000 |
| — — dans les hôpitaux | ............ | 125 |
| Total | .......... | 1,125 |

Cela posé, examinons les fonctions de chacun dans les divers grades que nous avons établis :

Les médecins généraux seront attachés aux divisions territoriales de France et d'Algérie, sous les ordres directs de MM. les généraux commandant les divisions. Ils auront la centralisation et l'inspection permanente du service de santé des corps de troupe et des établissements hospitaliers de leur circonscription. En temps de guerre, ils seront médecins en chef d'armée. Le ministre de la guerre choisira parmi eux les membres du conseil de santé.

Les médecins-inspecteurs ou sous-inspecteurs placés dans les hôpitaux fonctionneront comme nous l'avons dit plus haut. Leur droit de contrôle sur les médecins des régiments ne s'exercera pas au-delà de l'hôpital; mais en campagne ils deviendront médecins en chef des divisions de guerre, dont ils dirigeront et surveilleront le service médical.

Les médecins-majors, dans les corps d'infanterie, de cavalerie, d'artillerie, etc., auront la responsabilité du service de santé de leurs corps respectifs, et assureront par eux-mêmes et par leurs subordonnés le traitement de leurs malades à la chambre, à l'infirmerie, à l'hôpital, etc.

Un médecin en premier remplira, dans les bataillons formant corps, les mêmes fonctions que le médecin major dans les régiments.

Les autres médecins subalternes seront placés dans les divers corps, sans distinction de grade, pour éviter des mutations inutiles, qui sont un des principaux vices de l'organisation actuelle.

125 médecins traitants de tous grades restent disponibles. Ils seront utilisés pour soigner les isolés dans les grands centres d'évacuation, dans les établissements thermaux et dans les ambulances sédentaires à la suite des armées. 25 d'entre eux seront attachés, en qualité d'officiers d'ordonnance, auprès des médecins généraux.

Il nous reste à démontrer que ce fonctionnement est non-seulement applicable à la guerre, mais qu'il aplanit toutes les difficultés du service actuel.

Le personnel de santé, tel qu'il est constitué par le décret du 23 avril 1859, assure à peine le service en France et en Algérie.

Dès que vient la guerre, il faut tout désorganiser à l'intérieur et avoir recours aux médecins civils et même aux étrangers, comme dans la campagne d'Italie.

Les médecins des corps de troupe, dans les divisions actives, ne sont pas utilisés pour le traitement des malades et des blessés, ou ne le sont qu'exceptionnellement et fort mal. Ceux des ambulances ne sont jamais assez nombreux, et leur recrutement est toujours une grande préoccupation pour l'administration. Sauf le médecin et le chirurgien en chef, ce sont tous des aides-majors. Ces derniers deviennent souvent, par la force des événements, médecins traitants, et peuvent faire des opérations de premier ordre. Un médecin major, fut-il un Dupuytren, est exposé à voir les blessés de son régiment opérés par un aide-major encore inexpérimenté. On a vu pire en Afrique, souvent de jeunes sous-aides non docteurs étaient chefs d'ambulance, tandis que dans les colonnes expéditionnaires se trouvaient de vieux médecins majors de régiment. N'est-il pas contraire au sens commun de confier la mission la plus importante, la plus difficile, au moins élevé en grade, à celui qui, logiquement, doit être le moins capable.

Il peut arriver, comme en Crimée, que les médecins d'ambulance soient débordés et ceux des corps de troupe comparativement inoccupés.

Du reste, pourquoi cette complication qui n'amène qu'à de fausses positions ? Pourquoi ces difficultés inutiles qui neutralisent les forces et font perdre un temps précieux ?

Les malheureux soldats sont les victimes de cet état de choses; car tout le monde sait que les amputations immédiates qui ne sont pas faites au plus tard dans les 48 heures n'ont que fort peu de chances de succès.

Les objections abondent; il serait trop long de les énumérer toutes. Opposition incessante de fonctions et de grade; manque absolu d'homogénéité dans le service, au plus grand détriment du malade; peu ou point de contrôle; instabilité de position, froissement continuel d'amour-propre, et, ce qu'il y a de plus fâcheux, déconsidération professionnelle. Ceci mérite explication : L'avancement dans les grades élevés n'est possible qu'à condition expresse d'avoir été admis dans les hôpitaux à la suite d'un concours. Que le médecin-major de première classe, par exemple, n'aborde pas ce concours; qu'il s'abstienne et renonce ainsi volontairement au principalat, quelle sera la conséquence logique qu'on en tirera dans son régiment et ailleurs ? Qu'il se reconnaît lui-même incapable; d'où discrédit. Son instruction sera mise en doute. Mais s'il concourt et s'il n'est pas admis (et tous les candidats ne peuvent l'être, le nombre des places étant restreint), ce sera bien pis encore. Il perdra toute confiance; quelle sera sa position ? Officier supérieur par le grade; médecin inférieur dans l'opinion. Ainsi ce concours, nécessaire avec le fonctionnement actuel, met cependant en suspicion de savoir la majorité des médecins militaires, ceux-là précisément qui sont le plus en contact avec l'armée.

Avec le mécanisme que nous proposons, non-seulement toutes ces difficultés de détail disparaissent, mais dans l'organisation du service tout est simplifié. Faut-il mettre une division sur le pied de guerre, les régiments ont avec eux le personnel médical nécessaire. Plus n'est besoin de s'en occuper. L'administration est dégagée de ce soin.

Chaque corps ayant laissé au dépôt un médecin, la division en possédera encore, savoir :

| | |
|---|---|
| 4 par régiment d'infanterie | 16 |
| 2 par bataillon de chasseurs | 2 |
| 1 par division d'artillerie | 1 |
| Médecin inspecteur (médecin ou chirurgien) | 1 |
| Id. sous-inspecteur (chirurgien ou médecin) | 1 |
| Total | 21 |

Ces 21 médecins, bien dirigés, fonctionnant comme nous l'avons indiqué, seront plus que suffisants pour faire le service des régiments et de l'ambulance, pour parer aux évacuations de malades et à tous les besoins, soit après la bataille, soit pendant une épidémie.

Une brigade est-elle détachée, faut-il former une section d'ambulance, un ou deux médecins resteront pour soigner les malades laissés en arrière, et les autres se constitueront immédiatement, le plus haut gradé prenant la direction du service. Ainsi disparaissent toutes les oppositions de fonction et de grade.

Quant aux évacuations, il y aurait possibilité et avantage immense à les faire faire par les médecins des divisions.

En Crimée, les malades étaient évacués sur Constantinople. Un aide-major les accompagnait de l'ambulance au port de Kamiesch. Là, un médecin de la marine les recevait à son bord. Arrivés dans le Bosphore, ils étaient débarqués et dispersés dans les divers hôpitaux. Les fiévreux et les blessés passaient ainsi de main en main, heureux s'ils trouvaient partout la même humanité!

Avec notre système, plus de ces délaissements. Un médecin recevra sous sa responsabilité un certain nombre de malades et les accompagnera jusqu'à destination, où l'administration lui procurera les moyens de les soigner. Il renverra les guéris à leurs corps, les convalescents dans leurs foyers ou dans les hôpitaux de l'intérieur, remettra les derniers de ces malades aux médecins traitants des isolés, et rentrera à son poste, sa mission ainsi terminée.

Les soldats malades ou blessés seront rassurés, leur vie étant sous la sauvegarde d'un médecin qui en devra compte. D'un autre côté, les chefs de corps pourront être exactement renseignés sur le sort de leurs hommes, par les rapports que le médecin d'évacuation sera tenu d'adresser à son médecin-inspecteur.

En temps de paix, pour le service de l'intérieur, l'application de ce système serait encore plus facile.

Soit en France une ville ayant, par exemple, une garnison de :

| | | |
|---|---|---|
| 1 régiment d'artillerie | médecins. | 5 |
| 2 régiments d'infanterie | id. | 10 |
| 1 bataillon de chasseurs à pied | id. | 3 |
| Total | médecins-traitants. | 18 |
| Plus : Médecin-inspecteur | | 1 |
| Médecin sous-inspecteur | | 1 |
| Total | | 20 |

Ces dix-huit médecins-traitants pourront soigner au minimum 900 malades à l'hôpital, y monter la garde à tour de rôle, à l'exception toutefois des médecins-majors; faire le service du régiment et parer à toutes les éventualités de détachement, de changement de garnison.

Ce projet d'organisation n'augmenterait pas les dépenses du trésor; il y aurait, il est vrai, 103 médecins et quelques grades élevés en plus; mais les aides ne seraient plus nécessaires, les médecins-traitants faisant eux-mêmes toute leur besogne, ce qui rétablirait la balance, en ne donnant pas suite à la création des aides-infirmiers qui nous paraissent plutôt un mal qu'un bien.

Pour faire la petite chirurgie comme il convient, il faut non-seulement une main exercée, mais encore une certaine instruction médicale. La guérison d'une plaie est presque tout entière dans les soins locaux minutieux; les pansements exigent des connaissances que n'auront jamais ces infirmiers-panseurs. Il y a, par exemple, des caractères précurseurs de l'invasion de la pourriture d'hôpital, de la gangrène, etc., etc.; comment ces aides aveugles pourront-ils les distinguer?

Pour obvier à cet inconvénient, le médecin-traitant, quand il n'aura pas d'aide de clinique, sera obligé de tout voir par lui-même, et il ne le pourra pas, s'il a beaucoup de malades. Le mal se sera développé et aura fait des progrès avant qu'il s'en aperçoive.

Ces aides-infirmiers, par amour-propre et même par excès de zèle, empièteront sans cesse sur leurs attributions. On aura de la peine à les contenir.

Dans le civil, on poursuit chaque jour plus rigoureusement l'exercice illégal de la médecine, et nous voyons tout un peuple de rebouteurs s'introduire dans l'armée.

Nous n'avons fait qu'esquisser ce projet de réorganisation qui se prêterait à bien d'autres développements. Nous n'avons point voulu toucher au mode de recrutement, à la question de la pharmacie, ni aux rapports du corps médical avec les membres de l'intendance. Ce ne sont que des corollaires des propositions dont nous avons cherché la démonstration.

Nous n'avons rien dit des intérêts personnels des médecins militaires, de leur solde, de leur assimilation, ni des préséances et des honneurs qui leur sont dus, parce que ce sont des considérations secondaires qui ne contiennent qu'un des éléments du problème, dont la solution tout entière est dans le fonctionnement.

La remunération pécuniaire et honorifique ne peut être que la conséquence des services rendus. Plus ces services seront complets, plus ils seront sérieux, plus seront grands les témoignages d'estime et de reconnaissance. Toute autre manière d'envisager la chose nous paraît irrationnelle et stérile.

Les médecins militaires doivent s'élever à la hauteur de la position que nous leur faisons entrevoir. Ceux des hôpitaux trouvant dans leurs nouvelles attributions un véritable prestige, et ceux des régiments devenant les seuls médecins de leurs soldats, il y aurait pour tous satisfaction entière d'amour-propre.

Tous leurs efforts doivent donc tendre, non à réclamer des faveurs, mais à prendre dans l'armée un rôle plus digne de leurs titres scientifiques et de leur valeur médicale.

La pratique de l'art de guérir est presque un sacerdoce. Elle exige de celui qui l'exerce, intelligence, instruction, probité; mais surtout à la guerre, courage, dévouement et abnégation. Tout le monde s'accorde à reconnaître que les médecins militaires possèdent à un haut degré ces qualités et ces vertus. Malheureusement, ils sont étreints par une réglementation routinière qui enchaîne leur liberté professionnelle et paralyse toutes leurs capacités.

Ne dirait-on pas qu'il en est de leur art, par une amère analogie, comme de cette épée qu'on leur a donnée pour la laisser au fourreau!

PARIS. — IMPRIMÉ PAR A. HENRY NOBLET, RUE DU BAC, 30.

www.ingramcontent.com/pod-product-compliance
Lightning Source LLC
LaVergne TN
LVHW050515160826
845677LV00003B/1138

* 9 7 8 2 3 2 9 6 2 6 4 4 4 *